LE CELLULE MONELLE:IO NON HO PAURA

Il mio Cancro

Giuliano Nocera

Dedicato a tutti coloro che hanno il coraggio di lottare e di resistere.

Indice

INTRODUZIONE

*Le Cellule Monelle: Io
non ho paura*

LE CELLULE MONELLE. UN TITOLO CHE,
A PRIMA VISTA, POTREBBE FAR SORRIDERE
O INCURIOSIRE, MA CHE RACCHIUDE UN
SIGNIFICATO PROFONDO E PERSONALE. IN
QUESTE PAGINE, RACCONTERÒ IL MIO INCONTRO
CON IL CANCRO, UN NEMICO INVISIBILE CHE
SI È MANIFESTATO NEL MIO CORPO COME UNA
BANDA DI CELLULE RIBELLI, DISPOSTE A TUTTO
PUR DI CREARE SCOMPIGLIO. HO SCELTO QUESTO
TITOLO PER DESCRIVERE IN MODO GIOCOSO
E AFFETTUOSO QUESTE CELLULE ANOMALE,
NONOSTANTE LA LORO NATURA DISTRUTTIVA.
COME BAMBINI MONELLI, QUESTE CELLULE
HANNO SMESSO DI SEGUIRE LE REGOLE, AGENDO
SENZA CONTROLLO E COMPROMETTENDO
L'EQUILIBRIO DEL MIO CORPO.

MA È FONDAMENTALE RICORDARE CHE,
NONOSTANTE IL LORO COMPORTAMENTO
DEVIANTE, QUESTE CELLULE SONO COMUNQUE
PARTE DI ME. NON SONO ALIENI VENUTI DA
UN ALTRO MONDO, MA UNA COMPONENTE

DEL MIO STESSO CORPO CHE HA PERSO LA STRADA. QUESTA CONSAPEVOLEZZA HA AVUTO UN IMPATTO SIGNIFICATIVO SUL MIO APPROCCIO MENTALE ALLA MALATTIA, AIUTANDOMI AD ACCETTARE LA SITUAZIONE E A COMBATTERLA CON UNA SERENITÀ INASPETTATA. IN UN CERTO SENSO, QUESTE CELLULE RIBELLI RAPPRESENTANO UNA SFIDA INTERNA, UNA BATTAGLIA TRA LA LUCE E L'OMBRA CHE ESISTE IN OGNUNO DI NOI.

LE CELLULE CANCEROSE SI FORMANO QUANDO ALCUNE CELLULE DEL CORPO SUBISCONO MUTAZIONI GENETICHE, CHE ALTERANO IL LORO COMPORTAMENTO NATURALE. INVECE DI CRESCERE E DIVIDERSI IN MODO ORDINATO E CONTROLLATO, QUESTE CELLULE MUTATE INIZIANO A PROLIFERARE SENZA CONTROLLO, DANDO VITA A TUMORI CHE POSSONO INVADERE E DANNEGGIARE I TESSUTI CIRCOSTANTI. LA LORO PERICOLOSITÀ RISIEDE NELLA CAPACITÀ DI DIFFONDERSI, METASTATIZZANDO IN ALTRE PARTI DEL CORPO E COMPROMETTENDO IL FUNZIONAMENTO DI ORGANI VITALI. QUESTO PROCESSO È SIMILE A UNA TEMPESTA IMPROVVISA, CHE SCONVOLGE L'ORDINE E PORTA CAOS E INCERTEZZA.

PRIMA DI RICEVERE LA DIAGNOSI, AVEVO GIÀ AFFRONTATO UNA SFIDA SIGNIFICATIVA CHE MI AVEVA TEMPRATO LO SPIRITO: ASSISTERE MIO FIGLIO, NATO CON UNA GRAVE MALATTIA

GENETICA CHE COMPORTA MOLTE DISABILITÀ. DA DUE ANNI E MEZZO, MI SONO DEDICATO CON AMORE E DEDIZIONE A FORNIRGLI IL SUPPORTO E LE CURE NECESSARIE, AFFRONTANDO OGNI GIORNO LE DIFFICOLTÀ E LE INCERTEZZE DEL SUO PERCORSO. QUESTA ESPERIENZA, SEBBENE DOLOROSA, MI HA INSEGNATO IL VALORE DELLA RESILIENZA E L'IMPORTANZA DI MANTENERE UN ATTEGGIAMENTO POSITIVO ANCHE NEI MOMENTI PIÙ BUI. MI HA PREPARATO A CONFRONTARMI CON LA MIA BATTAGLIA CONTRO IL CANCRO, DANDOMI UNA FORZA INTERIORE CHE NON SAPEVO DI POSSEDERE.

AFFRONTARE IL CANCRO È COME TROVARSI IN UNA GUERRA. È UNA BATTAGLIA CONTINUA, DOVE OGNI GIORNO RAPPRESENTA UNA NUOVA SFIDA. IN QUESTA GUERRA, SOPRAVVIVE CHI TROVA IL CORAGGIO DI RESISTERE, CHI RIESCE A COMBATTERE NONOSTANTE LE DIFFICOLTÀ. NONOSTANTE IL LORO POTENZIALE DISTRUTTIVO, QUESTE CELLULE SONO PARTE DI ME, E CREDO FERMAMENTE CHE IL MIO ATTEGGIAMENTO MENTALE POSSA INFLUENZARE IL LORO COMPORTAMENTO. MANTENERE UN ATTEGGIAMENTO POSITIVO E OTTIMISTICO È STATO CRUCIALE NEL MIO PERCORSO. LA MIA MENTE È DIVENTATA LA MIA ARMA PIÙ POTENTE: AFFRONTARE QUESTA SFIDA CON SPERANZA E DETERMINAZIONE HA AVUTO UN IMPATTO SIGNIFICATIVO NON SOLO SUL MIO

BENESSERE EMOTIVO, MA ANCHE SULLA MIA RISPOSTA AI TRATTAMENTI. LA RESILIENZA, LA CAPACITÀ DI RESISTERE E PERSISTERE, È CIÒ CHE FA LA DIFFERENZA TRA SOCCOMBERE ALLA MALATTIA E LOTTARE PER LA GUARIGIONE.

RICORDO UNA CONVERSAZIONE CON UN MIO AMICO INGLESE, CHE UN GIORNO MI CHIESE: "MA NON HAI PAURA DELLA MORTE? COME FAI AD ESSERE COSÌ TRANQUILLO?". LA SUA DOMANDA MI COLSE DI SORPRESA, MA RISPOSI CON UNA SINCERITÀ CHE VENIVA DAL PROFONDO DEL CUORE: "NO, NON HO PAURA! CREDO CHE LA MORTE SIA LA FINE DELLA VITA CORPOREA, DOPODICHÉ LA NOSTRA ANIMA E IL NOSTRO SPIRITO, ARRICCHITI DALLE ESPERIENZE TERRENE, PASSANO AD UN ALTRO LIVELLO. MI PIACE CREDERE CHE NOI SIAMO ANIME CON UN CORPO E NON IL CONTRARIO. MI PIACE APPLICARE LA MIA FILOSOFIA ALLA MIA VITA. PER QUESTO SONO TRANQUILLO". LA COSA PIÙ IMPORTANTE IN OGNI SITUAZIONE DI PERICOLO È NON AVER PAURA. BISOGNA AVERE UN MINDSET POSITIVO, BISOGNA AVERE LA PIENA CONSAPEVOLEZZA DI SE STESSI, DI OGNI ARTO, DI OGNI ORGANO, DI OGNI PELO E DI OGNI CELLULA DEL PROPRIO CORPO.CON L'AIUTO DELLA CHIMICA, MA SOPRATTUTTO CON L'AIUTO DI DIO, SI PUÒ SUPERARE TUTTO.

DALLA SACRA BIBBIA, ROMANI 8,28: "DEL RESTO, NOI SAPPIAMO CHE TUTTO CONCORRE

AL BENE DI COLORO CHE AMANO DIO, CHE SONO STATI CHIAMATI SECONDO IL SUO DISEGNO."

QUESTO LIBRO NON È SOLO LA CRONACA DELLA MIA BATTAGLIA CONTRO LA MALATTIA, MA ANCHE UN VIAGGIO ATTRAVERSO LE EMOZIONI, LE SFIDE E LE VITTORIE CHE HO VISSUTO. IN QUESTE PAGINE, VOGLIO CONDIVIDERE LA MIA ESPERIENZA PERSONALE, NELLA SPERANZA CHE POSSA OFFRIRE CONFORTO O ISPIRAZIONE A CHI SI TROVA AD AFFRONTARE UNA SITUAZIONE SIMILE. VOGLIO FORNIRE INFORMAZIONI UTILI E CONSIGLI PRATICI SU COME AFFRONTARE IL TRATTAMENTO E LE SFIDE QUOTIDIANE CHE NE DERIVANO. MA SOPRATTUTTO, DESIDERO TRASMETTERE UN MESSAGGIO DI SPERANZA E RESILIENZA: NON IMPORTA QUANTO BUIO POSSA SEMBRARE IL TUNNEL, C'È SEMPRE UNA LUCE ALLA FINE. LA MIA STORIA È UNA TESTIMONIANZA DI COME, ANCHE NEI MOMENTI PIÙ DIFFICILI, È POSSIBILE TROVARE LA FORZA PER ANDARE AVANTI E SCOPRIRE UN NUOVO SIGNIFICATO NELLA VITA.

LA SCOPERTA

Introduzione al capitolo

LA MIA VITA QUOTIDIANA SCORREVA IN UN RITMO TRANQUILLO E RASSICURANTE. TRA IL LAVORO, LA FAMIGLIA E I PICCOLI PIACERI QUOTIDIANI, MI SENTIVO IMMERSO IN UN'ESISTENZA CHE, SEBBENE ORDINARIA, ERA PIENA DI SIGNIFICATO E GIOIA. OGNI GIORNO PORTAVA CON SÉ UNA NUOVA AVVENTURA, SIA CHE SI TRATTASSE DI AFFRONTARE LE SFIDE PROFESSIONALI, SIA CHE SI TRATTASSE DI TRASCORRERE DEL TEMPO PREZIOSO CON I MIEI CARI. I NOSTRI VIAGGI, PUR NON FREQUENTI, ERANO MOMENTI SPECIALI IN CUI ESPLORAVAMO NUOVI LUOGHI, CREANDO RICORDI INDIMENTICABILI. ERA UNA VITA PIENA, CON I SUOI ALTI E BASSI, MA SEMPRE CON UNA COSTANTE SENSAZIONE DI STABILITÀ E NORMALITÀ.

I primi segnali

LA CALMA DI QUESTA ROUTINE VENNE INTERROTTA A METÀ NOVEMBRE 2023, QUANDO NOTAI UN PICCOLO RIGONFIAMENTO

SOTTO LA CLAVICOLA DESTRA, GRANDE COME UNA MANDORLA. ERA UN DETTAGLIO APPARENTEMENTE INSIGNIFICANTE, MA OGNI VOLTA CHE TOSSIVO, SENTIVO QUEL LINFONODO SBATTERE CONTRO LA CLAVICOLA, QUASI COME UN MONITO SILENZIOSO. QUESTO INSOLITO GONFIORE SUSCITÒ IN ME UNA CRESCENTE PREOCCUPAZIONE, TANTO DA SPINGERMI A CONSULTARE IL MIO MEDICO LO STESSO GIORNO. DURANTE LA VISITA, IL DOTTORE, CON UN TONO CHE CERCAVA DI ESSERE RASSICURANTE MA CHE TRADIVA UNA CERTA PREOCCUPAZIONE, SUGGERÌ DI APPROFONDIRE LA QUESTIONE. PRENOTÒ UNA RISONANZA MAGNETICA PER LA SETTIMANA SUCCESSIVA, CON L'OBIETTIVO DI OTTENERE UNA VISIONE PIÙ CHIARA DELLA SITUAZIONE.

CON IL PASSARE DEI GIORNI, LA MIA PREOCCUPAZIONE AUMENTAVA DI PARI PASSO CON LE DIMENSIONI DEL LINFONODO, CHE AL TATTO SEMBRAVA CRESCERE DI CIRCA IL 40%. LA RISONANZA MAGNETICA, PURTROPPO, NON FORNÌ RISPOSTE DEFINITIVE, RIVELANDO SOLO LA MASSA DEL LINFONODO INGROSSATO. VISTA LA SITUAZIONE INCERTA, LA DOTTORESSA DECISE DI PROCEDERE CON ULTERIORI ACCERTAMENTI, ORGANIZZANDO UNA TAC PER LA SETTIMANA SEGUENTE E UNA BIOPSIA PER LA PRIMA SETTIMANA DI DICEMBRE.

ARRIVAMMO COSÌ AL PERIODO NATALIZIO, UN MOMENTO CHE SOLITAMENTE È CARICO DI GIOIA

E ASPETTATIVE, MA CHE PER ME ERA AVVOLTO IN UN'INQUIETUDINE CRESCENTE. ERO IN ATTESA DEI RISULTATI, CON IL CUORE SOSPESO TRA LA SPERANZA E IL TIMORE. LA DIAGNOSI DEFINITIVA ARRIVÒ NELLA TERZA SETTIMANA DI GENNAIO 2024, PORTANDO CON SÉ UNA REALTÀ CHE NON AVREI MAI VOLUTO AFFRONTARE: LA PRESENZA DI CELLULE CANCEROSE NEI LINFONODI SOTTO LA CLAVICOLA E INTORNO ALLA TRACHEA. QUESTA SCOPERTA INDICAVA UNA POSSIBILE ORIGINE DEL CANCRO NEI POLMONI. PER CONFERMARE QUESTA IPOTESI, MI FURONO PRESCRITTI ULTERIORI ESAMI, TRA CUI TRE TAC DALLA TESTA AL BACINO E UN ESAME DEL SANGUE SPECIFICO, UNA SORTA DI BIOPSIA LIQUIDA. NONOSTANTE QUESTI SFORZI, NON FURONO TROVATE ULTERIORI EVIDENZE DI UN CANCRO PRIMARIO.

La diagnosi

IL GIORNO DELLA DIAGNOSI È UNO DI QUEI MOMENTI CHE RIMARRÀ PER SEMPRE IMPRESSO NELLA MIA MEMORIA. MI TROVAVO IN UNA STANZA CON TRE DOTTORI E DUE INFERMIERE, L'ATMOSFERA ERA DENSA DI UNA TENSIONE PALPABILE. QUANDO MI DISSERO CHE AVEVO IL CANCRO, MI ASPETTAVO UN'ONDATA DI TERRORE O UNA PARALIZZANTE SENSAZIONE DI DISPERAZIONE. INVECE, UNA STRANA CALMA SI IMPOSSESSÒ DI ME. ERA COME

SE, IN QUALCHE MODO, AVESSI GIÀ SAPUTO COSA STAVA PER ACCADERE, COME SE IL MIO CORPO E LA MIA MENTE FOSSERO GIÀ PREPARATI A RICEVERE QUELLA NOTIZIA.

RIPENSANDO A TUTTO QUELLO CHE ERA SUCCESSO NEGLI ULTIMI DUE ANNI E MEZZO, CAPII PERCHÉ MI SENTIVO COSÌ. DURANTE QUEL PERIODO, MIA MOGLIE E IO CI SIAMO DEDICATI CON TUTTO IL NOSTRO AMORE E IMPEGNO A NOSTRO FIGLIO, NATO CON UNA GRAVE MALATTIA GENETICA. QUESTA ESPERIENZA INTENSA E IMPEGNATIVA CI HA PORTATO A ESPLORARE NUOVE PROFONDITÀ DELLA NOSTRA FORZA INTERIORE. INIZIAI UN PERCORSO DI MEDITAZIONE E INTROSPEZIONE CHE MI PORTÒ A UNA PROFONDA CONOSCENZA DI ME STESSO. QUESTO VIAGGIO INTERIORE MI AVEVA APERTO LA MENTE A UNA VISIONE PIÙ SPIRITUALE DELLA VITA, AIUTANDOMI A SVILUPPARE UNA CONSAPEVOLEZZA CHE ANDAVA OLTRE LE PAURE QUOTIDIANE.

QUEL GIORNO, NELLA STANZA CON I MEDICI E LE INFERMIERE, MI RESI CONTO CHE ERO A UN ALTRO LIVELLO DI COSCIENZA. NON ERA NEGAZIONE O MANCANZA DI EMOZIONE, MA UNA CALMA ACCETTAZIONE DEL FATTO CHE LA VITA È IMPREVEDIBILE E PIENA DI SFIDE. QUESTA NUOVA CONSAPEVOLEZZA MI PERMISE DI AFFRONTARE LA DIAGNOSI CON UNA SERENITÀ CHE, QUALCHE ANNO PRIMA, AVREI

CONSIDERATO IMPOSSIBILE. ERO PRONTO A COMBATTERE, MA ANCHE A COMPRENDERE E ACCETTARE OGNI PASSO DEL MIO VIAGGIO.

Le reazioni delle persone care

LA SITUAZIONE ERA ULTERIORMENTE COMPLICATA DAL FATTO CHE VIVO NEL REGNO UNITO CON MIA MOGLIE E I MIEI FIGLI, MENTRE LA MIA FAMIGLIA DI ORIGINE RISIEDE IN SICILIA. MIA MOGLIE, DA CLASSICA DONNA INGLESE FORTE E PRAGMATICA, REAGÌ CON UN CORAGGIO CHE MI ISPIRÒ. ANCHE I MIEI AMICI NEL REGNO UNITO MOSTRARONO GRANDE EMPATIA E SUPPORTO, MA IL MIO PENSIERO ERA SPESSO RIVOLTO AI MIEI CARI IN SICILIA. COMUNICARE UNA NOTIZIA COSÌ DELICATA COME LA MIA DIAGNOSI DI CANCRO PER TELEFONO SAREBBE STATO DEVASTANTE PER LORO, RISCHIANDO DI TRASFORMARSI IN UNA TRAGEDIA. DECISI QUINDI CHE IL MODO MIGLIORE PER DARE LORO LA NOTIZIA SAREBBE STATO FARLO DI PERSONA, NON APPENA I TRATTAMENTI MEDICI ME LO AVESSERO CONSENTITO. PENSAVO CHE, CON QUALCHE INFORMAZIONE IN PIÙ E UNA PRESENZA RASSICURANTE, AVREI POTUTO GESTIRE MEGLIO LA LORO REAZIONE E FORNIRE LORO IL SUPPORTO EMOTIVO NECESSARIO. COSÌ, MI PREPARAI A VIAGGIARE IN SICILIA PER CONDIVIDERE QUESTA PARTE DIFFICILE DELLA MIA VITA CON LORO, CERCANDO DI

ESSERE IL PIÙ FORTE E POSITIVO POSSIBILE.

Prime decisioni

PER LA SCELTA DEL TRATTAMENTO, MI SONO AFFIDATO ALL'ONCOLOGO DELL'OSPEDALE, IL QUALE MI HA PROPOSTO UN PIANO DI CURA CHE INCLUDEVA 4 CICLI DI CHEMIOTERAPIA DA FARE UNO OGNI TRE SETTIMANE. NEL MIO CASO, LA CHEMIOTERAPIA PREVEDEVA LA SOMMINISTRAZIONE DI TRE FARMACI: PACLITAXEL, BAXTER E CARBOPLATIN. QUESTI FARMACI VENIVANO INFUSI TRAMITE IL PICC (PERIPHERALLY INSERTED CENTRAL CATHETER), UN CATETERE VENOSO CENTRALE INSERITO TRAMITE UNA VENA DEL BRACCIO FINO ALL'ALTEZZA DEL CUORE, PRECISAMENTE NEL PUNTO D'INCONTRO TRA LA VENA CAVA SUPERIORE E IL VENTRICOLO DESTRO (LA PARTE DESTRA DEL CUORE). LA DURATA DI OGNI INFUSIONE ERA DI CIRCA 8 ORE.

IN COMBINAZIONE CON LA CHEMIOTERAPIA, MI È STATO SOMMINISTRATO ANCHE UN FARMACO IMMUNOTERAPICO CHIAMATO PEMBROLIZUMAB. QUESTO FARMACO È PROGETTATO PER AIUTARE IL SISTEMA IMMUNITARIO A RICONOSCERE E COMBATTERE LE CELLULE CANCEROSE. DOPO UNA DISCUSSIONE APPROFONDITA CON IL MIO ONCOLOGO, DECISI DI INIZIARE QUASI SUBITO IL PRIMO CICLO

DI TRATTAMENTO, SENTENDO CHE ERA LA
MIGLIORE OPPORTUNITÀ PER AFFRONTARE IL
CANCRO CON TUTTE LE RISORSE DISPONIBILI.

Preparazione mentale e fisica

NON VI NASCONDO CHE ERO CURIOSO
DI INIZIARE LA CHEMIOTERAPIA. NE
AVEVO TANTO SENTITO PARLARE, SPESSO
DESCRITTA COME QUALCOSA DI FUNESTO E
QUASI SOVRANNATURALE. LE STORIE CHE
AVEVO ASCOLTATO, E CHE MOLTI PAZIENTI
AFFRONTANO, DIPINGEVANO LA CHEMIOTERAPIA
COME UNA PROVA ARDUA, UN'ESPERIENZA
CHE CAMBIA LA VITA. QUESTA CURIOSITÀ
ERA ACCOMPAGNATA DA UNA CERTA ANSIA,
MA ANCHE DA UNA DETERMINAZIONE
A CAPIRE COSA AVREI PROVATO E COME
IL MIO CORPO AVREBBE REAGITO.

PRIMA DI INIZIARE IL TRATTAMENTO, CERCAI
DI PREPARARMI MENTALMENTE E FISICAMENTE.
LA MEDITAZIONE, CHE AVEVO GIÀ INCORPORATO
NELLA MIA ROUTINE QUOTIDIANA, DIVENNE
ANCORA PIÙ IMPORTANTE. OGNI GIORNO
INIZIAVO LA MEDITAZIONE CON IL PADRE
NOSTRO. CIÓ MI AIUTAVA A MANTENERE
LA CALMA E A CENTRARE I MIEI PENSIERI,
ALLONTANANDO PAURE E PREOCCUPAZIONI. MI
CONCENTRAVO SU VISUALIZZAZIONI POSITIVE,
IMMAGINANDO IL MIO CORPO CHE RISPONDEVA

BENE AI FARMACI, CON LE CELLULE MALIGNE
CHE VENIVANO COMBATTUTE E DISTRUTTE.
QUESTO ESERCIZIO MI DAVA FORZA E SPERANZA.

ANCHE FISICAMENTE CERCAI DI PREPARARMI,
MANTENENDO UN'ALIMENTAZIONE
EQUILIBRATA E CERCANDO DI RESTARE IL PIÙ
ATTIVO POSSIBILE, COMPATIBILMENTE CON
LA MIA CONDIZIONE. ERO CONSAPEVOLE CHE
IL TRATTAMENTO AVREBBE POTUTO AVERE
EFFETTI COLLATERALI SIGNIFICATIVI, MA
VOLEVO AFFRONTARLO CON LA MIGLIORE
CONDIZIONE POSSIBILE. AVEVO DECISO DI VIVERE
L'ESPERIENZA CON MENTE APERTA, PRONTO A
DOCUMENTARE E RIFLETTERE SU OGNI FASE DEL
PERCORSO. QUESTA PREPARAZIONE MENTALE
E FISICA MI AIUTÒ A SENTIRMI PIÙ PRONTO
AD AFFRONTARE CIÒ CHE SAREBBE VENUTO,
TRASFORMANDO L'IGNOTO IN UNA SFIDA DA
AFFRONTARE CON CORAGGIO E CURIOSITÀ.

PRIMA DI INIZIARE IL TRATTAMENTO, MI
FURONO SPIEGATI DETTAGLIATAMENTE GLI
EFFETTI COLLATERALI POTENZIALI. MI VENNE
SPIEGATO CHE, A CAUSA DELLA POTENZA E
DELLA NATURA DEI FARMACI SOMMINISTRATI,
ESISTEVA IL RISCHIO DI REAZIONI GRAVI,
E IN ALCUNI RARI CASI, PAZIENTI ERANO
DECEDUTI DURANTE L'INFUSIONE. QUESTI
EFFETTI COLLATERALI POTEVANO VARIARE
DA NAUSEA E AFFATICAMENTO A REAZIONI
ALLERGICHE SEVERE. COME PARTE DELLA

PROCEDURA, MI FU RICHIESTO DI FIRMARE UNA LIBERATORIA, CON LA QUALE MI ASSUMEVO LA RESPONSABILITÀ PER GLI EFFETTI DEL TRATTAMENTO. QUESTO DOCUMENTO ERA UNA PRASSI STANDARD, MA SEGNALAVA LA SERIETÀ DELLA SITUAZIONE E LA NECESSITÀ DI CONSAPEVOLEZZA DA PARTE DEI PAZIENTI.

L'INFUSIONE AVVENIVA IN UNA SALA COMUNE CON ALTRI PAZIENTI, DOVE ERAVAMO COSTANTEMENTE MONITORATI DA INFERMIERE E DOTTORI. QUESTO AMBIENTE, SEBBENE POTESSE SEMBRARE INTIMIDATORIO, MI DAVA UNA CERTA TRANQUILLITÀ, SAPENDO DI ESSERE SOTTO OSSERVAZIONE COSTANTE E PRONTO INTERVENTO MEDICO. LE INFERMIERE ERANO ATTENTE E PREMUROSE, PRONTE A INTERVENIRE AL MINIMO SEGNALE DI DISAGIO O COMPLICAZIONE. TRA UNA PAUSA E L'ALTRA, I PAZIENTI SPESSO CHIACCHIERAVANO TRA LORO. CONDIVIDEVAMO STORIE E SPERANZE, PARLAVAMO DEI NOSTRI LUOGHI DI ORIGINE E DEI NOSTRI SOGNI PER IL FUTURO. RICORDO CON PARTICOLARE AFFETTO LE CONVERSAZIONI SULLA SICILIA, UNA TERRA CHE HA SEMPRE SUSCITATO FASCINO E AMMIRAZIONE. ALCUNI DEI MIEI COMPAGNI DI TRATTAMENTO C'ERANO STATI, ALTRI NE AVEVANO SOLO SENTITO PARLARE, MA TUTTI CONCORDAVANO SULLA SUA BELLEZZA UNICA.

LA COSA CHE MI COLPÌ E CHE MI DIEDE

UN'ULTERIORE CARICA FU OSSERVARE COME QUASI TUTTE QUESTE PERSONE, DI ORIGINE INGLESE E CON DIVERSI TIPI DI TUMORI, SI RELAZIONAVANO CON LA LORO MALATTIA. AFFRONTAVANO LE SFIDE CON UN CORAGGIO E UNA DETERMINAZIONE CHE AMMIRAVO PROFONDAMENTE. NONOSTANTE LA GRAVITÀ DELLE LORO CONDIZIONI, NON SI LASCIAVANO ABBATTERE. PARLARE CON LORO MI FECE SENTIRE PARTE DI UNA COMUNITÀ DI GUERRIERI, TUTTI UNITI DALLA VOLONTÀ DI COMBATTERE E SUPERARE LE AVVERSITÀ. QUESTA SOLIDARIETÀ MI DIEDE FORZA E MI ISPIRÒ A MANTENERE UN ATTEGGIAMENTO POSITIVO E COMBATTIVO, NONOSTANTE LE DIFFICOLTÀ.

IL PERCORSO DI TRATTAMENTO

Chemioterapia e Immunoterapia

DOPO AVER COMPLETATO TUTTE LE PROCEDURE DI PREPARAZIONE, INCLUSA LA FIRMA DELLA LIBERATORIA CHE SANCIVA LA MIA ACCETTAZIONE DEI RISCHI ASSOCIATI AL TRATTAMENTO, MI PREPARAI PER IL MIO PRIMO CICLO DI CHEMIOTERAPIA. QUESTO VIAGGIO NEL MONDO DELLA MEDICINA AVANZATA PREVEDEVA L'USO DI TRE POTENTI FARMACI: PACLITAXEL, BAXTER E CARBOPLATIN. QUESTI COMPOSTI CHIMICI, OGNUNO CON IL PROPRIO RUOLO, ERANO SOMMINISTRATI ATTRAVERSO IL PICC, UN CATETERE VENOSO CENTRALE INSERITO CON PRECISIONE ATTRAVERSO UNA VENA DEL BRACCIO, FINO A RAGGIUNGERE L'ALTEZZA DEL CUORE, NEL PUNTO D'INCONTRO TRA LA VENA CAVA SUPERIORE E IL VENTRICOLO DESTRO. OGNI INFUSIONE SI ESTENDEVA PER CIRCA 8 ORE, IN UNA SALA COMUNE DOVE INFERMIERE E DOTTORI VIGILAVANO ATTENTAMENTE, PRONTI A INTERVENIRE AL

MINIMO SEGNO DI REAZIONE AVVERSA.

A QUESTA GIÀ COMPLESSA COMBINAZIONE
DI TRATTAMENTI SI AGGIUNGEVA
IL PEMBROLIZUMAB, UN FARMACO
IMMUNOTERAPICO INNOVATIVO. QUESTO
FARMACO ERA PROGETTATO PER POTENZIARE
IL SISTEMA IMMUNITARIO, INSEGNANDO AL
MIO CORPO A RICONOSCERE E COMBATTERE LE
CELLULE CANCEROSE COME SE FOSSERO INVASORI
ESTRANEI. INSIEME, QUESTI TRATTAMENTI
RAPPRESENTAVANO LA MIA PRINCIPALE
SPERANZA DI SCONFIGGERE LA MALATTIA.

AFFRONTARE QUESTO TRATTAMENTO FU
UN'ESPERIENZA INTENSA, UNA BATTAGLIA
TRA LA SPERANZA E LA PAURA. OGNI CICLO
DI CHEMIOTERAPIA PORTAVA CON SÉ UN
MISCUGLIO DI EMOZIONI: DA UNA PARTE, LA
SPERANZA DI VEDERE RISULTATI POSITIVI;
DALL'ALTRA, L'APPRENSIONE PER GLI EFFETTI
COLLATERALI E L'INCERTEZZA DEL FUTURO.
LA SALA D'INFUSIONE, CON I SUOI LETTINI
DISPOSTI ORDINATAMENTE E I MONITOR CHE
TICCHETTAVANO SILENZIOSI, DIVENNE UN
LUOGO DI INCONTRO E DI CONDIVISIONE.
QUI, TRA UN'INFUSIONE E L'ALTRA, I PAZIENTI
TROVAVANO CONFORTO L'UNO NELL'ALTRO,
SCAMBIANDO PAROLE DI INCORAGGIAMENTO
E SORRISI CHE DICEVANO PIÙ DI MILLE PAROLE.
ERA UN AMBIENTE DOVE IL SILENZIO PARLAVA,
E DOVE ANCHE UN SEMPLICE SGUARDO POTEVA

TRASMETTERE COMPRENSIONE E SOSTEGNO.

PER TRASCORRERE LE LUNGHE ORE DI TRATTAMENTO, MI PORTAVO IL MIO PORTATILE, SU CUI GUARDAVO LE MIE SERIE TV PREFERITE O PROGRAMMI DI INTRATTENIMENTO CHE MI FACESSERO RIDERE. ERA IL MIO MODO DI MANTENERE ALTO IL MORALE E DI DISTRARMI DALLE OMBRE CHE ALEGGIAVANO. CREDEVO FERMAMENTE NEL POTERE DI UNA MENTE POSITIVA E OTTIMISTA, CONVINTO CHE UN ATTEGGIAMENTO PROPOSITIVO POTESSE INFLUIRE POSITIVAMENTE NON SOLO SUL MIO BENESSERE EMOTIVO, MA ANCHE SULL'EFFICACIA DEL TRATTAMENTO.

Effetti Collaterali

GLI EFFETTI COLLATERALI DELLA CHEMIOTERAPIA E DELL'IMMUNOTERAPIA FURONO VARI E COMPLESSI, MANIFESTANDOSI PRINCIPALMENTE NEI QUATTRO GIORNI SUCCESSIVI A OGNI TRATTAMENTO. LA PERDITA DEI CAPELLI E DI TUTTI GLI ALTRI PELI DEL CORPO FU UNO DEI PRIMI SEGNI VISIBILI, INIZIANDO DALLA SECONDA SETTIMANA DEL PRIMO CICLO E CONTINUANDO FINO A QUARANTA GIORNI DOPO L'ULTIMO. FORTUNATAMENTE, LA MIA PELURIA RITORNÒ ALLA NORMALITÀ CON IL TEMPO. TUTTAVIA, IL MIO CORPO REAGIVA IN MODI DIVERSI A OGNI CICLO: DALL'IRRITAZIONE

ALLA LARINGE FINO AL SANGUINAMENTO, ALL'AFFATICAMENTO DEBILITANTE E AI MOMENTI DI ESTREMA DEBOLEZZA. IL FORMICOLIO NELLE DITA DELLE MANI E DEI PIEDI E GLI STATI DI ALTERAZIONE, SIMILI A BREVI EPISODI ALLUCINATORI IN CUI MI SENTIVO SOSPESO NELLO SPAZIO, AGGIUNGEVANO UNA DIMENSIONE SURREALE ALLA MIA ESPERIENZA. L'INSONNIA ERA UN'ALTRA COMPAGNA INDESIDERATA, RENDENDO DIFFICILI ANCHE LE ATTIVITÀ PIÙ SEMPLICI.

LA PERDITA DI APPETITO E IL CAMBIAMENTO DEL GUSTO RENDEVANO DIFFICILE MANTENERE UNA DIETA EQUILIBRATA, INFLUENZANDO ULTERIORMENTE LA MIA ENERGIA E IL MIO MORALE. TUTTAVIA, OLTRE AGLI EFFETTI FISICI, CI FURONO MOMENTI DI GRANDE IMPATTO EMOTIVO. SPESSO, AFFRONTARE LA MALATTIA SIGNIFICAVA CONFRONTARSI CON PAURE PROFONDE E INCERTEZZE SUL FUTURO.

NONOSTANTE TUTTO, CERCAI DI AFFRONTARE QUESTI MOMENTI DIFFICILI CON LA STESSA DETERMINAZIONE E RESILIENZA CHE AVEVO SVILUPPATO DURANTE IL PERCORSO DI CURA DI MIO FIGLIO. LA MEDITAZIONE E LE PRATICHE DI INTROSPEZIONE CONTINUARONO A ESSERE STRUMENTI VITALI PER MANTENERE UNA MENTE LUCIDA E POSITIVA. OGNI GIORNO, MI DEDICAVO A QUESTI MOMENTI DI RIFLESSIONE, CERCANDO DI TROVARE UN EQUILIBRIO

INTERIORE E DI MANTENERE VIVA LA SPERANZA.

Il Ruolo del Team Medico

IL SUPPORTO DEL TEAM MEDICO FU FONDAMENTALE IN QUESTO PERCORSO. I MEDICI E LE INFERMIERE NON ERANO SOLO PROFESSIONISTI COMPETENTI, MA ANCHE FIGURE DI SOSTEGNO EMOTIVO. IL MIO ONCOLOGO, IN PARTICOLARE, ERA SEMPRE DISPONIBILE A RISPONDERE A DOMANDE E A DISCUTERE DI EVENTUALI PREOCCUPAZIONI. LA SUA PAZIENZA E LA SUA EMPATIA MI DAVANO CONFORTO, FACENDOMI SENTIRE ASCOLTATO E COMPRESO.

LE INFERMIERE, CON LA LORO DEDIZIONE E ATTENZIONE, NON SOLO MONITORAVANO ATTENTAMENTE LA MIA CONDIZIONE DURANTE LE INFUSIONI, MA OFFRIVANO ANCHE PAROLE DI CONFORTO E INCORAGGIAMENTO. QUESTI PROFESSIONISTI CREARONO UN AMBIENTE SICURO E RASSICURANTE, DOVE MI SENTIVO RISPETTATO E SUPPORTATO IN OGNI FASE DEL TRATTAMENTO. LA LORO EMPATIA E IL LORO IMPEGNO MI AIUTARONO A MANTENERE LA FORZA DI AFFRONTARE OGNI GIORNO CON CORAGGIO, SAPENDO DI NON ESSERE SOLO IN QUESTA BATTAGLIA.

TRA UNA CONVERSAZIONE E L'ALTRA, I PAZIENTI PRESENTI NELLA SALA TROVAVANO MOMENTI DI CONNESSIONE E CONDIVISIONE.

PARLARE DI VARI ARGOMENTI, DALLA BELLEZZA DELLA SICILIA ALLE ESPERIENZE PERSONALI, CREAVA UN SENSO DI COMUNITÀ. RICORDO CON PARTICOLARE AFFETTO COME ALCUNI DI LORO AVESSERO VISITATO LA MIA TERRA D'ORIGINE, DESCRIVENDO CON ENTUSIASMO I PAESAGGI E LA CULTURA. LA COSA CHE MI COLPÌ E MI DIEDE UN'ULTERIORE CARICA FU VEDERE COME QUASI TUTTE QUESTE PERSONE, DI ORIGINE INGLESE E CON DIVERSI TIPI DI TUMORI, AFFRONTASSERO LA LORO MALATTIA CON TANTO CORAGGIO E DETERMINAZIONE. NONOSTANTE LA GRAVITÀ DELLE LORO CONDIZIONI, NON SI LASCIAVANO ABBATTERE. QUESTO ATTEGGIAMENTO MI ISPIRÒ PROFONDAMENTE, RAFFORZANDO LA MIA CONVINZIONE CHE, CON IL GIUSTO MINDSET E IL SOSTEGNO RECIPROCO, È POSSIBILE AFFRONTARE ANCHE LE SFIDE PIÙ DIFFICILI.

SUPPORTO E RESILIENZA

Famiglia e amici

IL SUPPORTO DELLA MIA FAMIGLIA E DEI MIEI AMICI FU UN PILASTRO FONDAMENTALE DURANTE TUTTO IL MIO PERCORSO DI TRATTAMENTO. IN PARTICOLARE, MIA MOGLIE SI RIVELÒ UNA ROCCIA INAMOVIBILE, UN BALUARDO DI FORZA E AMORE INCONDIZIONATO. NONOSTANTE LE DIFFICOLTÀ, GESTIVA CON GRAZIA LA CURA DI NOSTRO FIGLIO, CHE RICHIEDEVA ATTENZIONI PARTICOLARI, E AL CONTEMPO SI PRENDEVA CURA DI ME, SUPPORTANDOMI EMOTIVAMENTE IN OGNI MOMENTO. LA SUA PRESENZA, SEMPRE CALMA E RASSICURANTE, MI DAVA LA MOTIVAZIONE NECESSARIA PER AFFRONTARE OGNI GIORNATA CON CORAGGIO. I MIEI FIGLI, CON LA LORO INNOCENZA E IL LORO AFFETTO GENUINO, MI RICORDAVANO COSTANTEMENTE CHE NON POTEVO PERMETTERMI DI MOLLARE; LORO VENIVANO PRIMA DELLA MIA MALATTIA E AVEVANO BISOGNO DEL LORO PAPÀ PRESENTE E FORTE.

GLI AMICI RAPPRESENTARONO UN ALTRO PILASTRO DI SOSTEGNO VITALE. ALCUNI DI LORO SI OFFRIRONO DI ACCOMPAGNARMI ALL'OSPEDALE PER LE SESSIONI DI TRATTAMENTO, PORTANDO CON SÉ UN'ARIA DI NORMALITÀ E CONFORTO IN QUELLE LUNGHE GIORNATE. ALTRI SI PREOCCUPARONO DI MANTENERE UN CONTATTO REGOLARE, ORGANIZZANDO MOMENTI DI SVAGO COME USCITE SERALI O SEMPLICI CHIACCHIERATE PER UNA PINTA. OGNI GESTO DI AFFETTO, OGNI PAROLA DI SOSTEGNO, MI RICORDAVANO CHE NON ERO SOLO IN QUESTA BATTAGLIA. SENTIVO IL CALORE DI UNA RETE DI SUPPORTO CHE MI CIRCONDAVA, UNA RETE INTRECCIATA CON CURA E DEDIZIONE DA PERSONE CHE MI VOLEVANO BENE. QUESTO SUPPORTO MI AIUTAVA A MANTENERE ALTA LA MIA MOTIVAZIONE E A TROVARE LA FORZA DI AFFRONTARE OGNI NUOVO GIORNO CON DETERMINAZIONE.

Strategie di coping

PER MANTENERE UN ATTEGGIAMENTO POSITIVO, SVILUPPAI DIVERSE STRATEGIE DI COPING CHE SI RIVELARONO ESSENZIALI PER IL MIO EQUILIBRIO MENTALE E FISICO. LA MEDITAZIONE DIVENNE UNA PRATICA QUOTIDIANA IRRINUNCIABILE, UN MOMENTO DI RACCOGLIMENTO CHE MI AIUTAVA A RIMANERE CENTRATO E A GESTIRE L'ANSIA. DURANTE QUESTE SESSIONI, CERCAVO DI LIBERARE LA MENTE DALLE PREOCCUPAZIONI, CONCENTRANDOMI SULLA RESPIRAZIONE E

VISUALIZZANDO IMMAGINI POSITIVE. QUESTO MI PERMETTEVA DI AFFRONTARE LA GIORNATA CON UNA MAGGIORE SERENITÀ E DI MANTENERE UN CONTROLLO MAGGIORE SUI MIEI STATI D'ANIMO.

OLTRE ALLA MEDITAZIONE, TROVAI CONFORTO NELLA SCRITTURA E NEL TENERE UN DIARIO. QUESTO SPAZIO PERSONALE MI OFFRIVA LA POSSIBILITÀ DI ESPRIMERE I MIEI PENSIERI E SENTIMENTI, DI ELABORARE LE ESPERIENZE QUOTIDIANE E DI TROVARE UN SENSO DI CONTROLLO E COMPRENSIONE. SCRIVERE MI AIUTAVA A CHIARIRE LE MIE EMOZIONI E A TRASFORMARE LA CONFUSIONE E LA PAURA IN PAROLE CONCRETE, UNA SORTA DI CATARSI CHE MI FACEVA SENTIRE PIÙ LEGGERO.

L'UMORISMO GIOCÒ UN RUOLO FONDAMENTALE NELLA MIA RESILIENZA. GUARDARE PROGRAMMI COMICI E SERIE TV LEGGERE MI OFFRIVA UN SOLLIEVO NECESSARIO DAI PENSIERI PESANTI E MI PERMETTEVA DI STACCARE LA MENTE DALLE PREOCCUPAZIONI QUOTIDIANE. RIUSCIRE A RIDERE, ANCHE NELLE SITUAZIONI PIÙ DIFFICILI, MI AIUTAVA A VEDERE IL LATO POSITIVO DELLE COSE E A MANTENERE UN ALTO LIVELLO DI OTTIMISMO. ERA UNA SORTA DI ESERCIZIO DI GRATITUDINE, UN PROMEMORIA DEL FATTO CHE, NONOSTANTE TUTTO, C'ERA ANCORA MOLTO PER CUI SORRIDERE.

LA COMBINAZIONE DI QUESTE PRATICHE E L'INCREDIBILE RETE DI SUPPORTO INTORNO A ME FURONO FONDAMENTALI PER AFFRONTARE IL PERCORSO CON FORZA E SPERANZA. OGNI GIORNO ERA UNA NUOVA SFIDA, MA CON L'AIUTO DELLA MIA FAMIGLIA, DEGLI AMICI E DELLE STRATEGIE DI COPING, TROVAI LA FORZA DI ANDARE AVANTI. ERA UNA BATTAGLIA COSTANTE, MA NON ERO SOLO; ERO CIRCONDATO DA AMORE E SUPPORTO, E QUESTO MI DAVA LA FORZA DI AFFRONTARE OGNI AVVERSITÀ CON CORAGGIO E DETERMINAZIONE.

RISULTATI E RIFLESSIONI

I progressi

DURANTE IL TRATTAMENTO, IL MIO CAMMINO FU PUNTEGGIATO DA MOMENTI DI GRANDE APPRENSIONE, MA ANCHE DI SPERANZA PALPABILE. UNO DEI MOMENTI PIÙ SIGNIFICATIVI E INDIMENTICABILI ARRIVÒ UN PAIO DI SETTIMANE DOPO IL QUARTO CICLO DI CHEMIOTERAPIA. ERO SEDUTO NELLA SALA D'ATTESA, CON IL CUORE IN TUMULTO, ASPETTANDO I RISULTATI DELL'ULTIMA TAC. QUANDO FINALMENTE ARRIVARONO, PORTARONO CON SÉ UNA NOTIZIA CHE ILLUMINÒ IL MIO SPIRITO: LE TERAPIE STAVANO FUNZIONANDO. LA DIMENSIONE DEI LINFONODI ERA DIMINUITA SIGNIFICATIVAMENTE, SEGNO TANGIBILE CHE IL NEMICO INVISIBILE STAVA ARRETRANDO. QUESTO RISULTATO NON FU SOLO UNA VITTORIA CONTRO IL CANCRO, MA ANCHE UN'ENORME INIEZIONE DI SPERANZA E MOTIVAZIONE PER CONTINUARE A COMBATTERE. MI SENTII FINALMENTE LIBERO DI PIANIFICARE IL MIO VIAGGIO IN SICILIA, DESIDEROSO DI CONDIVIDERE QUESTE NOTIZIE

CON LA MIA FAMIGLIA E I MIEI AMICI PIÙ CARI.
ERA UNA VITTORIA IMPORTANTE, ANCHE
SE LA BATTAGLIA NON ERA ANCORA FINITA.
LA STRADA DA PERCORRERE ERA ANCORA
LUNGA, MA QUEL GIORNO, PER LA PRIMA VOLTA
DOPO MOLTO TEMPO, SENTII UNA LUCE DI
SPERANZA RISPLENDERE NEL MIO CUORE.

Le sfide superate

IL PERCORSO NON FU PRIVO DI OSTACOLI. OGNI
PASSO AVANTI ERA ACCOMPAGNATO DA SFIDE
CHE METTEVANO ALLA PROVA IL MIO CORPO
E IL MIO SPIRITO. GLI EFFETTI COLLATERALI
DEI TRATTAMENTI ERANO UNA PRESENZA
COSTANTE, INFLUENZANDO PESANTEMENTE IL
MIO BENESSERE FISICO E MENTALE. CI FURONO
GIORNI IN CUI LA STANCHEZZA ERA COSÌ
OPPRIMENTE DA RENDERE DIFFICILI ANCHE LE
ATTIVITÀ PIÙ SEMPLICI; RICORDO UN GIORNO IN
PARTICOLARE, QUANDO DOVETTI CHIEDERE A
MIA MOGLIE DI AIUTARMI A INFILARE I CALZINI,
PERCHÉ NON AVEVO LA FORZA DI FARLO DA SOLO.
LA LARINGITE, UN ALTRO EFFETTO COLLATERALE
DEBILITANTE, RENDEVA IMPOSSIBILE MANGIARE,
FACENDOMI SENTIRE ANCORA PIÙ VULNERABILE.

GESTIRE QUESTE DIFFICOLTÀ RICHIEDEVA
UNA GRANDE FORZA DI VOLONTÀ E IL SUPPORTO
CONTINUO DELLA MIA FAMIGLIA E DEGLI
AMICI. LA MEDITAZIONE E LA SCRITTURA

DIVENNERO I MIEI RIFUGI, STRUMENTI ESSENZIALI PER MANTENERE LA CALMA E TROVARE UN EQUILIBRIO INTERIORE. NEI MOMENTI DI SCONFORTO, LA VICINANZA EMOTIVA DI CHI MI STAVA ACCANTO FU UN'ANCORA DI SALVEZZA, AIUTANDOMI A SUPERARE LE ONDE DI PAURA E INCERTEZZA.

UNO DEGLI ASPETTI PIÙ COMPLESSI DA AFFRONTARE FU GESTIRE LE PREOCCUPAZIONI E LE PAURE LEGATE ALLA MALATTIA. OGNI NUOVA FASE DEL TRATTAMENTO PORTAVA CON SÉ UNA CARICA DI INCOGNITE E TIMORI. TUTTAVIA, IMPARAI A CONCENTRARMI SU CIÒ CHE POTEVO CONTROLLARE, LASCIANDO ANDARE IL RESTO. TROVAI FORZA NEL VIVERE IL PRESENTE, GIORNO PER GIORNO, E NEL CELEBRARE ANCHE LE PICCOLE VITTORIE. OGNI PROGRESSO, PER QUANTO MINIMO, ERA UN PASSO AVANTI, UN SEGNALE CHE STAVO ANDANDO NELLA GIUSTA DIREZIONE.

Lezioni apprese

QUESTO VIAGGIO MI HA INSEGNATO MOLTE LEZIONI PREZIOSE, MA LA PIÙ GRANDE È FORSE L'IMPORTANZA DELLA RESILIENZA E DELLA SPERANZA. ANCHE NEI MOMENTI PIÙ BUI, È FONDAMENTALE MANTENERE LA FIDUCIA E L'OTTIMISMO. HO IMPARATO A RICONOSCERE E ACCETTARE LA MIA VULNERABILITÀ,

COMPRENDENDO CHE CHIEDERE AIUTO NON È UN SEGNO DI DEBOLEZZA, MA DI FORZA.

DIO HA AVUTO UN RUOLO MOLTO IMPORTANTE DURANTE QUESTI MOMENTI DIFFICILI. NELLE ORE PIÙ BUIE, SENTIVO UNA PRESENZA CONFORTANTE CHE GUIDAVA LA MIA MENTE VERSO LA LUCE, ACCOMPAGNANDOMI PER MANO NEI MOMENTI INTIMI DI SCONFORTO.

CONTINUAVO A RIPETERE, E LO FACCIO ANCORA OGGI, UN VERSETTO DELLA SACRA BIBBIA **FILIPPESI 4,13: "IO POSSO OGNI COSA IN COLUI CHE MI FORTIFICA"**. QUESTA FRASE MI DAVA UNA FORZA INTERIORE INCREDIBILE, FACENDOMI SENTIRE AVVOLTO COME DA UNA LUCE, UN CALORE CONFORTANTE CHE MI INFONDEVA PACE. SO CHE PUÒ SEMBRARE FOLLE, MA RINGRAZIO DIO PER QUESTA PROVA E PER TUTTE LE ALTRE A CUI MI HA SOTTOPOSTO. HO SEMPRE CHIESTO A DIO DI ELEVARE LA MIA ANIMA, E QUESTA ESPERIENZA, PER QUANTO DURA, È STATA UNA PARTE DI QUEL PERCORSO.

UNA PREGHIERA INDIANA ANTICA, CHE MI È STATA DI GRANDE CONFORTO, RECITA COSÌ: *"GLI HO CHIESTO LA FORZA E DIO MI HA DATO DIFFICOLTÀ PER RENDERMI FORTE. GLI HO CHIESTO LA SAGGEZZA E DIO MI HA DATO PROBLEMI DA RISOLVERE.*

*GLI HO CHIESTO LA PROSPERITÀ E
DIO MI HA DATO OPPORTUNITÀ.
GLI HO CHIESTO IL CORAGGIO E DIO MI
HA DATO PERICOLI DA SUPERARE.
GLI HO CHIESTO L'AMORE E DIO MI HA
AFFIDATO PERSONE BISOGNOSE DA AIUTARE.
GLI HO CHIESTO FAVORI E DIO MI
HA DATO OPPORTUNITÀ.
NON HO RICEVUTO NULLA DI CIÒ CHE VOLEVO,
MA TUTTO QUELLO DI CUI AVEVO BISOGNO.
LA MIA PREGHIERA È STATA ASCOLTATA."*

UN'ALTRA LEZIONE IMPORTANTE È STATA L'IMPORTANZA DELLA GRATITUDINE. NONOSTANTE LE DIFFICOLTÀ, MI SONO RESO CONTO DI QUANTO FOSSI FORTUNATO AD AVERE UNA RETE DI SUPPORTO COSÌ FORTE E AMOREVOLE. HO IMPARATO A ESSERE GRATO PER OGNI GIORNO, PER OGNI MOMENTO DI GIOIA, E PER OGNI PICCOLA VITTORIA LUNGO IL PERCORSO. LA GRATITUDINE È DIVENTATA UNA PARTE ESSENZIALE DELLA MIA VITA, UN FARO CHE MI GUIDA ANCHE NEI MOMENTI PIÙ DIFFICILI.

INFINE, HO SVILUPPATO UNA NUOVA COMPRENSIONE E RISPETTO PER IL CORPO UMANO E LA SUA INCREDIBILE CAPACITÀ DI GUARIRE E ADATTARSI. QUESTO PERCORSO MI HA INSEGNATO A PRENDERMI CURA DI ME STESSO IN MODO PIÙ CONSAPEVOLE, ASCOLTANDO I SEGNALI DEL MIO CORPO E RISPONDENDO

AI SUOI BISOGNI. HO IMPARATO A VIVERE LA VITA CON MAGGIORE CONSAPEVOLEZZA, APPREZZANDO LA FRAGILITÀ E IL VALORE DI OGNI SINGOLO GIORNO. LA MIA ESPERIENZA MI HA RESO PIÙ CONSAPEVOLE DELLA BELLEZZA E DELLA FRAGILITÀ DELLA VITA, E DEL VALORE INESTIMABILE DI VIVERLA APPIENO, CON CORAGGIO E GRATITUDINE.

GUARDANDO AL FUTURO

Piani futuri

ANCORA OGGI, MENTRE SCRIVO QUESTE RIGHE, IL MIO CAMMINO CON LA MALATTIA È TUTT'ALTRO CHE CONCLUSO. I RISULTATI DELL'ULTIMA TAC, TUTTAVIA, CONTINUANO A ESSERE UNA FONTE DI SPERANZA E OTTIMISMO. L'ONCOLOGO, CON UN SORRISO RASSICURANTE, MI HA CONFERMATO CHE I PROGRESSI FATTI SONO INCORAGGIANTI, UN SEGNO TANGIBILE CHE LE TERAPIE STANNO AVENDO L'EFFETTO DESIDERATO. MA SO CHE LA STRADA DA PERCORRERE È ANCORA LUNGA E INCERTA. GUARDANDO AL FUTURO, LE MIE SPERANZE E I MIEI PIANI SONO ORIENTATI VERSO IL RECUPERO COMPLETO DELLA SALUTE E IL RITORNO A UNA VITA CHE, SE NON PUÒ ESSERE DEL TUTTO NORMALE, SI AVVICINI IL PIÙ POSSIBILE ALLA SERENITÀ CHE HO CONOSCIUTO. SONO CONSAPEVOLE CHE IL CAMMINO NON SARÀ FACILE E CHE LA MALATTIA POTREBBE LASCIARE SEGNI INDELEBILI, MA RIMANGO OTTIMISTA E DETERMINATO A VIVERE OGNI GIORNO AL MEGLIO DELLE MIE POSSIBILITÀ.

A LIVELLO PERSONALE, SENTO UN DESIDERIO PROFONDO DI DEDICARE PIÙ TEMPO ALLA MIA FAMIGLIA, DI GODERE DELLA LORO COMPAGNIA E DI RAFFORZARE IL NOSTRO LEGAME. DOPO TUTTO QUELLO CHE ABBIAMO ATTRAVERSATO, LA NOSTRA CONNESSIONE È DIVENTATA ANCORA PIÙ FORTE E SIGNIFICATIVA. VOGLIO COLTIVARE QUESTA RELAZIONE, APPREZZANDO LE PICCOLE GIOIE QUOTIDIANE, QUEI MOMENTI SEMPLICI MA PREZIOSI CHE SPESSO DIAMO PER SCONTATI. HO IMPARATO A NON RIMANDARE NULLA E A VALORIZZARE IL TEMPO COME IL VERO LUSSO. PER ME, IL VERO LUSSO NON È NEI BENI MATERIALI, MA NELLA RICCHEZZA DEL TEMPO TRASCORSO CON LE PERSONE CHE AMO, QUI E ORA, ADESSO. IL PASSATO È UN RICORDO, IL FUTURO UN'ILLUSIONE; L'UNICA COSA CHE CONTA DAVVERO È IL PRESENTE. NON RIMANDATE LA GIOIA DEI MOMENTI PASSATI INSIEME ALLE PERSONE CHE AMATE PERCHÉ NON AVETE TEMPO O A CAUSA DEL LAVORO. NON PRIVATEVI DEL VOSTRO TEMPO, POTRESTE PENTIRVENE.

IN TERMINI DI SALUTE, INTENDO SEGUIRE UN REGIME DI CONTROLLO MEDICO REGOLARE E ADOTTARE UNO STILE DI VITA PIÙ SANO, CON PARTICOLARE ATTENZIONE ALL'ALIMENTAZIONE E ALL'ESERCIZIO FISICO. HO IMPARATO L'IMPORTANZA DI ASCOLTARE IL MIO CORPO, DI COMPRENDERE I SUOI SEGNALI E DI RISPONDERE PRONTAMENTE AI SUOI BISOGNI. INOLTRE,

VOGLIO CONTINUARE A PRATICARE LA MEDITAZIONE E APPROFONDIRE LA CONOSCENZA DI ME STESSO, DEL VERO ME STESSO, DELLA PARTE PIÙ PROFONDA E ARCAICA DEL MIO ESSERE.

Messaggio finale

SE C'È UNA COSA CHE QUESTA ESPERIENZA MI HA INSEGNATO, È CHE LA VITA È UN DONO PREZIOSO E IMPREVEDIBILE. ANCHE NEI MOMENTI PIÙ DIFFICILI, È POSSIBILE TROVARE LA FORZA PER ANDARE AVANTI. VOGLIO INCORAGGIARE TUTTI I LETTORI CHE STANNO AFFRONTANDO UNA BATTAGLIA SIMILE A NON ARRENDERSI MAI. ANCHE CHI NON HA BATTAGLIE DA AFFRONTARE PUÒ TRARRE INSEGNAMENTI DALLE ESPERIENZE DEGLI ALTRI, DA UTILIZZARE IN UN MOMENTO DI BISOGNO. LA NOSTRA MENTE È LO STRUMENTO PIÙ POTENTE CHE ESISTA, CAPACE DI FARE LA DIFFERENZA IN SITUAZIONI ESTREME COME QUESTE, MA SOLO SE SI CONOSCE BENE E SI SA USARE. IL MONDO CHE CI CIRCONDA, CON TUTTA LA TECNOLOGIA DI OGGI, NON CI LASCIA MOLTO TEMPO PER DEDICARE ALLA NOSTRA MENTE E ALLA SUA CONOSCENZA PIÙ PROFONDA. DALLA MIA ESPERIENZA, MI SENTO DI CONSIGLIARE DI TROVARE UN PO' DI TEMPO OGNI GIORNO PER ESPLORARE I LIVELLI PIÙ PROFONDI DEL

NOSTRO CONSCIO E DEL SUBCONSCIO, TRAMITE LA MEDITAZIONE. SOLO COSÌ SI PUÒ SPRIGIONARE LA FORZA NECESSARIA PER AFFRONTARE OGNI PROVA DELLA VITA CON IL GIUSTO MINDSET.

LA RESILIENZA E LA SPERANZA SONO STRUMENTI ALTRETTANTO POTENTI; NON SOTTOVALUTATE MAI LA VOSTRA CAPACITÀ DI SUPERARE LE AVVERSITÀ. CIRCONDATEVI DI PERSONE CHE VI AMANO, DI PERSONE POSITIVE, DI PERSONE CHE VI CERCANO E HANNO TEMPO PER VOI; LA LORO ENERGIA VI AIUTERÀ NEI MOMENTI PIÙ DIFFICILI. COME CAPIRE CHI SONO QUESTE PERSONE? FACILE! SONO QUELLE CHE SONO SULLA VOSTRA STESSA FREQUENZA, CHE SONO ATTRATTE DA VOI E VI FANNO STARE BENE. AL CONTRARIO, ALLONTANATE TUTTE LE ENERGIE NEGATIVE, TUTTE LE PERSONE NEGATIVE, CIOÈ TUTTE QUELLE PERSONE CHE A PELLE RESPINGETE, CHE VI TOLGONO ENERGIA E VI FANNO STARE PEGGIO.

RINGRAZIO DIO PER OGNI PROVA CHE HO
AFFRONTATO, PERCHÉ MI HA RESO LA PERSONA
CHE SONO OGGI, PIÙ FORTE E CONSAPEVOLE.
CREDO CHE OGNUNO DI NOI ABBIA UNA FORZA
INTERIORE INCREDIBILE E CHE, CON FEDE E
DETERMINAZIONE, POSSIAMO AFFRONTARE

QUALSIASI COSA LA VITA CI RISERVI. VI ESORTO A TROVARE FORZA NELLA FEDE, NELLA FAMIGLIA E NELLE PICCOLE GIOIE DELLA VITA. CONTINUATE A CREDERE IN VOI STESSI E A COLTIVARE LA SPERANZA. C'È SEMPRE UNA LUCE ALLA FINE DEL TUNNEL, E OGNI PASSO VERSO QUELLA LUCE È UN SEGNO DI VITTORIA.

www.ingramcontent.com/pod-product-compliance
Lightning Source LLC
Chambersburg PA
CBHW051715250726
48653CB00007B/3052